AF402387

RAPPORT

DU

COMITÉ MÉDICO-CHIRURGICAL

SUR

L'EXAMEN DES PLANS DE

L'HOPITAL DE GRANGE-BLANCHE

DÉCEMBRE 1912

LYON

ASSOCIATION TYPOGRAPHIQUE LYONNAISE

H. GABRION, rue de la Barre, 12

1912

RAPPORT

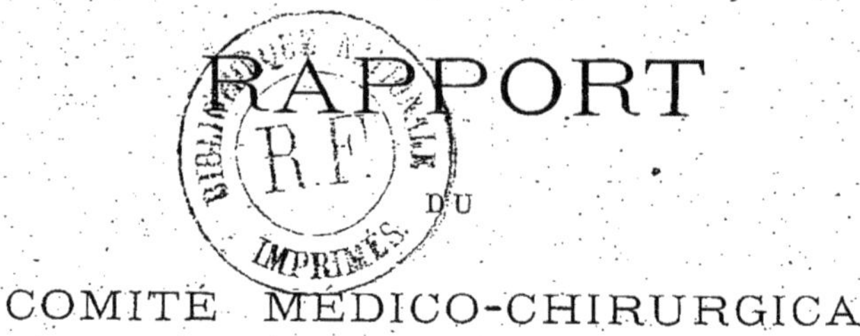

DU

COMITÉ MÉDICO-CHIRURGICAL

SUR

L'EXAMEN DES PLANS DE
L'HOPITAL DE GRANGE-BLANCHE

DÉCEMBRE 1912

LYON
ASSOCIATION TYPOGRAPHIQUE LYONNAISE
H. Gabrion, rue de la Barre, 12

1912

RAPPORT DU COMITÉ MÉDICO-CHIRURGICAL

L'EXAMEN DES PLANS DE L'HOPITAL DE GRANGE-BLANCHE.

———◦◦◦◦——

Le Comité médico-chirurgical a été saisi officiellement, pour la première fois, par une lettre de l'Administration des Hospices, en date du 19 juin 1912, des plans du nouvel hôpital.

Cette lettre est ainsi conçue :

« Par lettre du 14 juin 1912, M. le Maire de Lyon m'a demandé de lui faire connaître l'avis du corps médical sur la construction du nouvel hôpital de Grange-Blanche.

« L'Administration n'a pas encore eu l'occasion de consulter le Comité médico-chirurgical à ce sujet, mais la question de la désaffectation de l'Hôtel-Dieu n'est pas étrangère à ses membres. Je vous serai obligé de provoquer et de me transmettre le plus tôt possible l'avis de cette assemblée sur la construction de l'établissement projeté.

« Afin de vous permettre de prendre une décision en toute connaissance de cause, je vous adresse ci-joint, en communication, le dossier complet du projet du nouvel hôpital et la liste des pièces de ce dossier.

(19 juin 1912.)   Signé : CAILLEMER. »

Jusqu'à cette date, voici dans quelle mesure le Comité a été associé à cette grande réforme.

La municipalité de Lyon ayant projeté de désaffecter l'Hôtel-Dieu et d'édifier un hôpital, qui serait construit sur les données les plus modernes de la science hospitalière, nomma une grande commission composée de conseillers municipaux, conseillers généraux, administrateurs des hospices, fonctionnaires municipaux, membres des organisations hygiéniques de la ville et du département.

A ces personnes, ayant tout pouvoir, elle adjoignit trois membres de la Faculté de médecine et trois délégués du Comité médico-chirurgical qui n'avaient pas voix délibérative, mais seulement voix consultative. Nos trois délégués furent : le doyen des médecins de l'Hôtel-Dieu, M. Mouisset, le doyen des chirurgiens, M. Vallas, le doyen des accoucheurs, M. Commandeur.

Cette Commission établit des projets sur lesquels M. T. Garnier, nommé architecte en chef, dressa des plans complets des constructions futures. Il y a un certain nombre de mois ces plans furent communiqués officieusement au corps hospitalier, mais il était bien entendu qu'on demandait simplement quelques éclaircissements de détail, mais qu'on ne sollicitait en rien l'avis officiel du Comité.

L'an dernier, quelques-uns d'entre nous apprirent, par des membres de la Commission, qu'une modification importante était sur le point d'être adoptée dans le projet des pavillons de chirurgie. Les chirurgiens s'émurent et crurent devoir faire savoir que la modification proposée leur paraissait fâcheuse. La Commission municipale voulut bien tenir compte de cette opinion émise par les chirurgiens et ne changea rien aux plans antérieurement admis.

Les projets fournis par M. Garnier à la Commission municipale se complétèrent peu à peu ; ils nous furent enfin transmis le 19 juin 1912 par la lettre ci-dessus.

Dans sa séance du 28 juin, le Comité nomma, pour étudier ces plans, une Commission composée de M. Lannois, Barjon, Cade, Péhu, Froment, médecin des hôpitaux ; Durand, Gayet, Laroyenne, Desgouttes, Patel, chirurgiens ; Voron et Gonnet, accoucheurs. Cette Commission étudia les documents qu'on lui livrait et nomma plusieurs rapporteurs : MM. Durand pour les données générales et les services centraux; Cade, services de médecine; Patel, services de chirurgie; Gayet, voies urinaires et dermatologie; Gonnet, accouchements; Péhu, contagieux; Barjon, services de physiothérapie. M. Durand fut chargé de réunir ces rapports en un rapport général.

Rapport de M. Durand.

La Commission commence par déclarer, au début de son travail, qu'elle n'a pas l'intention de faire un rapport descriptif et critique complet, puisque ce rapport est destiné non à des lecteurs qui, ne connaissant pas le projet du futur hôpital, en rechercheraient une description, mais à l'Administration qui a pu se pénétrer entièrement des ensembles et des détails de ce projet. Elle pense que l'Administration lui demande un avis médical et technique, et que notre rôle consiste surtout à découvrir et à montrer les points qui pourraient être améliorés, et à proposer, dans la mesure du possible, un remède aux imperfections que comportent forcément des plans aussi vastes, conçus suivant des données aussi nouvelles.

De ce point de vue, il va résulter que ce rapport ne contiendra à peu près que des critiques. Aussi est-ce un devoir pour les rapporteurs de commencer leur travail en disant combien de choses leur ont paru satisfaisantes, nouvelles, ingénieuses et admirablement adaptées aux fins que doit se proposer actuellement un hôpital moderne pour le bien des malades, et les progrès de la science médicale.

A côté des critiques que nous croyons devoir faire et des améliorations que nous proposons, nous relèverons, également, pour les défendre, certaines dispositions qui ont été l'objet de discussions ou de reproches injustifiés.

Situation topographique. — La situation topographique paraît très bien choisie, car si l'hôpital est éloigné de Bellecour de 4 kilomètres environ, il est d'un accès facile et rapide. Sa situation sur le cours Gambetta, la plus large, la plus droite, la moins encombrée de toutes les voies de Lyon, fait qu'en partant de Bellecour, on y parvient en moins de 20 minutes de tramway et 10 minutes d'auto. On y accédera donc aussi rapidement, sinon plus rapidement, qu'à l'Antiquaille. De plus, comme la ville se développe justement dans cette direction, il cessera très vite d'être extra-urbain pour devenir juxta et même intra-urbain.

Nous croyons devoir, à ce propos, faire une remarque : On a dit que les chefs de service consacreraient à leurs malades moins de temps qu'ils ne le font actuellement dans les hôpitaux du centre. Il serait facile de montrer que, actuellement, les chefs de service « excentriques » remplissent aussi bien leur devoir que ceux des hôpitaux centraux, et cette considération n'est pas à retenir.

Si on examine la situation de l'hôpital, par rapport à son périmètre de recrutement, on voit que, pour Lyon, l'Hôtel-Dieu est à quelques centaines de mètres seulement des limites de sa circonscription, puisque cette circonscription est limitée, à l'ouest par la Saône, et au nord par la rue Neuve et la rue Bugeaud.

Le nouvel hôpital ne sera donc pas trop éloigné du centre de son recrutement urbain qui paraît être vers le milieu de la Guillotière.

Le réseau de tramways, qui ne peut que se développer, nous paraît aussi devoir établir des relations directes et faciles entre les gares et le futur hôpital pour les malades arrivant par chemin de fer.

A quelques personnes qui pensent qu'un hôpital doit être placé, non dans la plaine, mais sur les collines proches de la ville, nous répondrons que Saint-Pothin et surtout la Croix-Rousse souffrent énormément de cette situation, et que la longueur et la raideur des côtes à ascensionner rendent toujours onéreux et souvent difficile à obtenir le transport en fiacre des malades qui ne peuvent subir d'abord les passages du tramway au funiculaire, puis la marche à pied pour atteindre l'hôpital.

Déclivité du sol. — La déclivité du terrain choisi, assez faible du reste, a aussi été considérée comme un obstacle ; elle a facilité, au contraire, quelques dispositions, par exemple, les rapports de quelques services centraux comme la cuisine avec les galeries souterraines. Elle a peut-être certains inconvénients financiers en exigeant des travaux de terrassement, mais cela n'est pas de notre domaine.

Acquisition des parcelles mitoyennes. — En jetant sur le plan le premier coup d'œil, la Commission a été frappée tout d'abord par ce fait que le terrain choisi n'occupe pas tout le bloc compris entre les rues limitrophes et qu'il reste trois parcelles appartenant à des propriétaires voisins. L'avis unanime a été que cette situation a de très graves inconvénients moraux et matériels, et nous pensons qu'il est indispensable que la ville acquière ces parcelles pour ne pas laisser subsister là de fâcheuses mitoyennetés.

Exiguïté relative du terrain. — Cette acquisition aurait du reste l'avantage de donner plus d'espace autour des constructions. M. Garnier, pour loger ses nombreux pavillons, a dû se livrer à un véritable et difficile « jeu de patience ». L'incorporation de ces parcelles augmenterait un peu les espaces vides et permettrait de donner à chacune des « rues » de l'hôpital quelques mètres de plus en largeur. L'exiguïté relative de ces espaces vides a été, en effet, l'objet de critiques nombreuses.

La surface totale du terrain est en effet de . . . 156.000 m²
La surface bâtie sera de 37.300
Il reste donc en espaces vides 118.700

Ce chiffre est sans doute considérable si on le compare à ceux que donnent les anciens hôpitaux, mais la science hospitalière a, sur ce point, des exigences que le projet actuel ne satisfait pas entièrement, suivant certains critiques.

L'acquisition des trois parcelles ajouterait 13.300 m². On aurait donc 118.700 + 13.300 = 132.000 m² d'espaces libres, soit 100 mètres environ par malade, chiffre très satisfaisant. On pourrait alors donner 2 mètres de large en plus, environ, à chacune des rues séparant les pavillons.

Ce n'est pas que ces rues soient bien étroites car, en leur minimum, qui ne règne que sur quelques mètres, au niveau de bâtiments peu larges et très saillants, elles atteignent plus de 13 mètres. Si on considère que la hauteur des bâtiments n'est que de 10 mètres, sauf en certains points, où elle atteint 14 mètres, on voit que l'aération et l'insolation ne sont nulle part compromises.

Je ne rappelle que pour mémoire les données générales présidant à l'organisation des constructions qui sont des pavillons séparés contenant un seul, ou, au maximum, deux services. Ces pavillons sont disposés en rangées et séparés par les rues dont il vient d'être question.

Galeries souterraines. — Ainsi séparés, sans que rien les réunisse au niveau du sol, les pavillons sont reliés entre eux et aux services centraux par des galeries souterraines. De cette façon, l'air et la lumière circulent facilement entre les pavillons, ce que ne permettent pas les galeries fermées édifiées à ras du sol qui ont été préconisées. Cette solution, encore nouvelle, est considérée actuellement comme la meilleure, mais personne de nous n'a pu voir encore d'hôpital édifié suivant ce système fonctionnant depuis un certain temps.

Ces galeries souterraines servent au transport des aliments, médicaments, linges, etc., entre les services centraux et les pavillons; elles seront encore utilisées, au moins pendant les mauvais jours, pour la circulation du personnel et des malades entre les divers bâtiments. Elles reçoivent en outre les conduites d'eau, de vapeur, d'électricité, facilitant ainsi l'installation de ces organes si nombreux et importants. Elles sont maintenues facilement à une température convenable. Bien qu'il s'agisse là d'un point de technique bien étranger à la compétence de la Commission, celle-ci a cru devoir faire des réserves sur un point de l'utilisation de ces galeries.

Comme elles vont se développer sur une longueur qui atteint presque 2 kilomètres, on s'est demandé s'il serait facile de maintenir en bon état de propreté pareille longueur de souterrains et si la surveillance y serait facile. Les passants n'auront-ils pas trop de tendance à en polluer les portions reculées, parfois obscures? M. Garnier, à qui nous exposions ces réserves, croit que, grâce aux dispositions qu'il a prises pour y distribuer un éclairage solaire pendant le jour et une aération suffisante; grâce aux lampes électriques pendant la nuit, grâce aussi aux revêtements adoptés pour les murs, la surveillance et l'entretien ne seront pas difficiles. C'est là, nous le répétons, un point uniquement architectural sur lequel nous ne pouvons insister.

Les cours anglaises. — Les nombreuses cours anglaises qui doivent entourer les pavillons, éclairer leurs sous-sols et les galeries souterraines ont paru justifier les mêmes réserves de notre part. M. Garnier a répondu de même que cette disposition n'aurait pas à son avis d'inconvénient. Il pense même qu'elles n'interrompront pas de façon fâcheuse pour l'œil la continuité du plan du sol de l'hôpital. Nous ne pouvons, sur ce point comme sur le précédent, que décliner toute compétence.

Les services généraux non médicaux. — Quittant maintenant les données générales, si nous examinons les constructions dont la réunion va constituer l'hôpital, nous serons d'abord dans l'obligation de passer sous silence un certain nombre d'organismes sur lesquels nous ne pouvons donner aucune appréciation : une commission de médecins ne saurait fournir aucun avis sur les dispositions des bâtiments des machines, chaufferies, cuisines, lingeries, matelasserie, etc. qui sont du domaine de l'ingénieur et de l'économe des hôpitaux. Nous nous contenterons de dire que les projets qui les concernent ne paraissent blesser aucune des prescriptions de l'hygiène générale ou hospitalière.

Le bâtiment de désinfection du linge sale. — Une disposition spéciale de la portion de lingerie qui doit recevoir tout le linge sale de l'hôpital mérite notre attention. Ce linge, aussitôt après son arrivée, est divisé en deux masses :

1° Linge sale non infecté qui va subir simplement le lessivage. On le dirige immédiatement dans un local d'où il partira pour la buanderie centrale.

2° Linge sale et souillé. Avant d'arriver au local de départ pour la buanderie, il sera soumis dans l'étuve chaude à la désinfection absolue. Une disposition ingénieuse et simple empêche tout contact entre le linge infecté et celui qui sort de l'étuve.

On a critiqué cette distinction et demandé que tout passe par l'étuve. Ce reproche nous paraît sans portée, et il ne nous semble nullement utile de compliquer le travail et les frais de la désinfection pour le linge qui n'est que sali. Quel besoin aurait-on de faire aller à l'étuve les chemises d'un malade qui n'a qu'une fracture de jambe ou les serviettes de table de l'internat?

Services d'entrée, administration, etc. — Le service d'entrée, avec son atrium où se tient le concierge, ses locaux pour l'interne de porte, les bureaux de réception des malades, la salle d'attente, etc., nous ont paru fort ingénieusement disposés pour faciliter l'accès de tous les entrants, venant à pied ou en ambulance.

Nous ne pouvons, de même, qu'approuver l'édification d'un service d'urgence avec chambres de malades, locaux, opératoires, etc. Les immenses services rendus par cette organisation dans l'Hôtel-Dieu actuel obligeaient à conserver cette donnée.

C'est de même une très sage pensée que de créer deux salles de secours : 16 lits chacune, soit 32 lits pour parer aux éventualités, catastrophes dans la ville, réparations immobilisant un pavillon de l'hôpital, ou plus simplement surabondance qui n'est que trop à craindre, on le verra plus loin, des malades dans l'hôpital.

Service des consultations. — Indépendamment des services de consultation que l'on trouve annexés à chaque service dans son propre pavillon, il a été ménagé dans le bâtiment d'entrée une aile pour les consultations externes. Ce plan est entièrement à revoir. Dans le projet en effet il comporte une salle d'attente qui n'a pas 15 mètres carrés de surface et quatre salles d'examen avec chacune un minuscule cabinet pour le médecin.

Voici, dans ses grandes lignes, ce que nous proposons :

1º Une vaste salle d'attente capable de contenir largement quarante personnes, facile d'accès et de dégagement.

2º Les salles d'examen. Ce seraient :

a) Un ou deux locaux analogues aux quatre qui figurent sur le plan : salle d'examen et cabinet de docteur (ce dernier un peu moins exigu, si possible) pour les consultations, actuelles ou à créer, qui n'ont besoin d'aucun matériel, d'aucune instrumentation spéciale.

b) Il est indispensable de prévoir des locaux pour des consultations de spécialités qui ne sont pas représentées dans l'hôpital par un service. C'est ainsi qu'il n'a pas été prévu pour l'oto-rhino-laryngologie de service régulier ; et pourtant, dans une pareille agglomération de malades, la présence d'un spécialiste de l'oreille et de la gorge est indispensable. Qu'on lui donne, si l'on ne peut lui accorder plus, au moins une consultation bien agencée, afin qu'il puisse apporter son concours, si fréquemment demandé actuellement, à ses collègues de l'hôpital. Il lui faut par conséquent une salle de consultation, une salle d'opérations spéciales, un cabinet noir.

Votre Commission est d'avis que ce point soit l'objet d'études nouvelles très attentives, car il répond à un besoin impérieux et ne saurait être négligé.

L'internat, bibliothèque. — L'internat sera logé à souhait : trente-deux chambres sont prévues avec, suivant a formule, tout le confort moderne, dans un pavillon proche de l'entrée générale.

Au rez-de-chaussée de son bâtiment se trouvent de grands locaux qualifiés de bibliothèque. Nous croyons indispensable de demander dès maintenant que cette bibliothèque soit seulement celle de l'hôpital à construire et qu'elle ne se confonde pas avec celle qui existe actuellement à l'Hôtel-Dieu. Cette dernière en effet est moins une bibliothèque de l'Hôtel-Dieu que celle de tout l'internat : internes en fonction, anciens internes, chefs de service. La Commission demande que ce précieux instrument de travail auquel ont constamment recours non seulement les internes en fonction, mais beaucoup d'anciens internes, particulièrement les candidats aux Hôpitaux, soit laissé au centre de la ville, par exemple dans les bâtiments quels qu'ils soient que l'Administration gardera ultérieurement à l'Hôtel-Dieu ou à la Charité pour y installer ses bureaux.

Service des morts. — Ce service offre trois divisions que la Commission approuve pleinement :

1° Dépôt mortuaire avec ses annexes ;

2° Service des reconnaissances, des cérémonies de famille et des funérailles ;

3° Service des autopsies.

Sur la première division, la Commission émet le désir qu'il soit étudié un moyen de déposer les corps non dans des salles ouvertes et laissées par conséquent à la température ambiante, mais dans des locaux où la température serait maintenue à un degré inférieur. Il ne s'agit pas de demander là un frigorifique énorme et dispendieux capable de conserver indéfiniment les cadavres, mais simplement de chercher si l'on ne pourrait pas, à peu de frais, établir une installation du dépôt des morts telle qu'on y puisse abaisser assez la température pour que pendant quarante-huit heures les sujets soient soustraits aux putréfactions rapides qui, surtout en été, rendent répugnantes et peu utiles les autopsies.

Dans la section des autopsies, la Commission ne peut

qu'approuver l'édification d'une partie, amphithéâtre de cours et cabinet, réservés au professeur d'anatomie pathologique à côté des services hospitaliers.

De plus, la Commission est peu favorable à l'adoption de l'immense salle d'autopsies qui prévoit huit tables. Il lui semble qu'il serait plus décent d'avoir des salles multiples et petites ne renfermant que deux tables chacune, par exemple. On éviterait ainsi des promiscuités fâcheuses de cadavres et d'organes pour une opération qui peut, faite dans des locaux plus discrets, ménager le respect légitime dû aux restes des décédés.

M. Mosny regrette, à l'Académie de médecine, que ce service d'anatomie ne comprenne pas un musée. Son desir nous paraît très légitime et voici pourquoi : la plupart des chefs de service conservent quelques pièces provenant d'opérations chirurgicales qui sont particulièrement intéressantes. Elles restent dans l'armoire de leur cabinet et en sont tirées de temps en temps pour être montrées aux élèves du service.

Si on centralisait ces pièces dans un musée, on aurait rapidement une collection du plus grand intérêt qui serait pour l'enseignement de très grande utilité.

Ne serait-il pas bon, par exemple, que les pièces opératoires et expérimentales d'Ollier aient pu être conservées dans l'hôpital, au lieu de se trouver au musée d'anatomie normale de la Faculté? Ne serait-il pas bon, de même, que la collection réunie par un de nos collègues, qui a fini depuis quelque temps ses dix-huit années d'exercice, soit dans l'hôpital et non à l'Ecole de Santé militaire? Il y a là, semble-t-il, un point fort intéressant et il est à désirer qu'on puisse donner à cette idée une réalisation qui pourrait trouver place soit au-dessus des locaux des morts, soit dans ceux de l'internat ou des concours.

Le pavillon de malades en général. — Si nous examinons maintenant le pavillon de malades, type, nous ne pouvons qu'approuver sa disposition générale en ∩.

La branche horizontale contient les locaux centraux médicaux ou opératoires, suivant le cas, éclairés par l'excellent jour du nord ; les branches de l'∩ éclairées est et ouest, renferment les salles et chambres de malades avec leurs annexes.

Les étages. — Nous approuvons entièrement la disposition donnant un rez-de-chaussée et un étage à chaque pavillon, contrairement à l'idée allemande qui ne voulait qu'un rez-de-chaussée. Les malades guérissent aussi bien, semble-t-il, au premier qu'au ras du sol et les constructions beaucoup plus économiques exigent moins de terrain et moins de frais d'exploitation.

L'étage réservé aux sœurs. — Nous aimons aussi l'idée qui fait loger le personnel au-dessus du pavillon auquel il est attaché. Cette manière de faire cadre bien avec l'organisation merveilleuse de nos sœurs hospitalières, et il y a grand avantage à ce que ces excellentes infirmières soient près, même la nuit, des malades à qui elles prodiguent leurs soins. Il ne semble pas que la construction, sur une petite partie du pavillon seulement, de ce second étage réservé aux sœurs, donne à l'édifice une hauteur exagérée et gênante.

La trémie à linge sale. — L'organisation générale du pavillon, ses accès, ses escaliers, ne semble mériter aucune critique. On en a fait porter sur la trémie à linge sale ; elles ne nous paraissent pas justifiées en principe, et cette manière d'éliminer les linges salis, mais non contaminés, peut être parfaitement hygiénique pourvu qu'elle soit judicieusement installée et surtout judicieusement utilisée.

Le local de la cheftaine. — Plusieurs ont trouvé un peu exigu le local de la cheftaine. Il serait facile à l'architecte de l'agrandir un peu.

Les chambres d'isolement. — La plupart des membres de votre commission, sinon tous, ont trouvé trop considérable le nombre des chambres d'isolement à un seul lit. Il atteint 20 contre 42 en salles communes dans le service de chirurgie. Le principe de cette réforme est excellent et inattaquable : les grands malades, les agités, les opérés pendant le jour qui suit l'anesthésie sont mieux placés, pour eux et pour les autres, dans une chambre particulière. Il serait bon aussi que les agonisants soient soustraits à la vue des voisins. Mais il nous paraît que ces résulats seraient obtenus avec une moindre proportion de chambres. Cette multiplicité n'est pas, en effet, sans inconvénient, et chacun de nous sait bien que les malades des hôpitaux, contrairement à ceux des maisons de santé de la ville, n'aiment pas rester longtemps dans nos chambres d'isolement, car ils s'y ennuient et réclament, pour la plupart, leur retour dans la salle commune dès qu'ils sont capables de causer avec les voisins et de s'intéresser au mouvement et aux distractions de cette salle.

Nous vous proposons donc de demander la diminution du nombre des lits isolés avec augmentation corrélative de la salle commune.

Nous devons encore signaler à votre attention la manière dont sont groupées les chambres par rapport à la salle commune et à ses annexes : les chambres sont séparées de la salle par des annexes. Cet éloignement a le grand avantage de laisser à la salle toute sa tranquillé; il a, par contre, le grand inconvénient de diviser la surveillance et de la rendre plus difficile. C'est surtout la nuit que ceci va être apparent. Bien que, en principe, la salle ne doive renfermer que des malades n'inspirant aucune inquiétude et ne courant aucun danger prévu, puisque les autres sont dans les chambres, il faudra bien qu'une surveillance nocturne soit assurée régulièrement. Une seule personne pourra-t-elle suffire pour les chambres et la salle commune?

La répartition des lits dans les différents services. — Votre commission aborde maintenant le point de son travail, qui me paraît capital, et qui comprend la plus grosse et la

plus utile des critiques qu'elle adresse au projet, il s'agit
de la répartition des lits dans les différents services que
doit comprendre le nouvel hôpital.

Le but primordial que se proposait la municipalité était,
on l'a maintes fois répété, de remplacer l'Hôtel-Dieu désaf-
fecté par un hôpital désencombré, suffisant, satisfaisant à
tous les desiderata de la science actuelle.

Le principe qui devait présider dès lors à tout le projet
était, a notre avis, de transporter dans des bâtiments modernes les services et les malades de l'Hôtel-Dieu et de
leur donner suffisamment d'air, d'espace et de locaux, pour
que disparaissent les inconvénients et les dangers de notre
vieil hôpital. Or, ce principe n'a pas été respecté, et on a
réparti de telles façons les lits du nouvel hôpital que s'il
s'ouvrait demain, et s'il fallait y transporter les malades
actuellement soignés à l'Hôtel-Dieu, 240 malades environ
de médecine et de chirurgie générales n'y pourraient trouver place. Nous nous demandons avec angoisse quelles
mesures l'administration devrait prendre, quelles dépenses
elle devrait faire pour parer à cette situation.

Ceci résulte d'une comparaison de chiffres qui a la rigueur
d'une opération d'arithmétique :

L'Hôtel-Dieu contient actuellement des services de médecine générale, 8 ; de chirurgie générale, 6 ; un service
d'ophthalmologie, une maternité, service d'urgence et salle
de secours, total : 1.018 lits.

Le nouvel hôpital renfermerait : chirurgie générale 6 services, médecine générale 6 services, ophthalmologie, maternité, urgence et secours, soit : 927 lits. Il y figurerait,
en outre, comme éléments nouveaux : clinique gynécolo-
gique 42 lits, clinique dermatologique et service hospitalier
des voies urinaires 130 lits, service des contagieux 150 lits.
Au total : 1.249 lits.

Nous remarquons immédiatement que pour faire place à
ces éléments nouveaux, on a réduit de 6 à 4 le nombre des
services hospitaliers de médecine générale, et de 346 à 240
les lits affectés à ces services.

Ces changements ont modifié beaucoup la situation respective des services hospitaliers et des services de clinique.

Dans l'Hôtel-Dieu, nous avons :

Médecine	Hôpitaux : 346	Faculté :	126
Chirurgie.	— 245	—	124
Ophthalmologie.		—	78
Maternité.	— 105		
Urgence et secours.			
Total. . . .	— 696	—	328

Dans le nouvel hôpital :

Médecine.	Hôpitaux : 240	Faculté :	120
Chirurgie.	— 248	—	124
Ophthalmologie		—	64
Maternité.	— 84		
Gynécologie		—	42
Dermatologie		—	90
Urinaires.	— 40		
Contagieux.	— 120	—	30
Urgence et secours.			
Total. . . .	— 732	—	470

Si nous examinons d'abord l'ensemble des services de médecine et chirurgie générale, nous voyons qu'il y a :

A l'Hôtel-Dieu : médecine générale 266 lits hommes.
216 — femmes.

Total. . . . 482

Au nouvel hôpital : — 204 — hommes.
156 — femmes.

Total. . . . 360

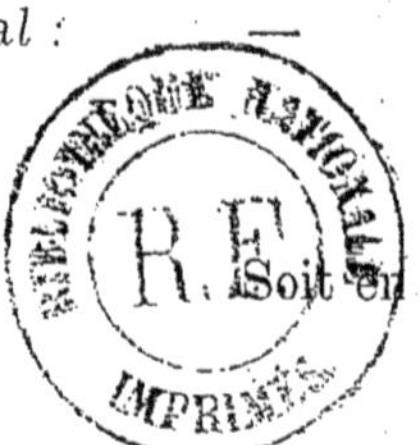

Soit en moins. 122

A l'Hôtel-Dieu : chirurgie générale 198 lits hommes.

171 — femmes.

Total.... 369

Au nouvel hôpital :   —   216 — hommes.

156 — femmes.

Total.... 372

Soit en plus........... 3

Le nouvel hôpital renfermera donc 119 lits, médecine et chirurgie générales, de moins que l'Hôtel-Dieu.

Mais nous savons que, depuis plusieurs années, les lits de l'Hôtel-Dieu sont insuffisants pour recevoir les malades à hospitaliser, les plaintes se sont multipliées et l'encombrement n'a fait que croître. Voici le point auquel il est arrivé en 1911-1912.

Si nous ne tenons pas compte des trois mois d'été et de vacances, nous voyons les statistiques de l'Hôtel-Dieu montrer que le nombre approximatif moyen des présents est de :

Médecine hommes.............. 350

— femmes.............. 210

Total...... 560

Chirurgie hommes.............. 240

— femmes 175

Total...... 415

Si le nouvel hôpital s'ouvrait demain avec ses 360 lits de médecine et ses 372 lits de chirurgie, il lui manquerait donc :

Médecine....   560 — 360 = 200 lits de médecine
Chirurgie ...   415 — 372 = 43 lits de chirurgie

Total..... 243

L'administration devrait donc hospitaliser ailleurs 243 malades actuellement à l'Hôtel-Dieu et qui ne pourraient trouver place dans les services du nouvel hôpital. Notons que cet énorme déficit ne fera que s'accroître, le nombre des présents augmentant chaque année à l'Hôtel-Dieu.

Il importe de bien faire remarquer que ces déficits sont réels et ne sont en rien comblés par les services qui ne figuraient pas dans l'Hôtel-Dieu : les cliniques de gynécologie, dermatologie, le service des urinaires y arriveront avec leur clientèle existante et ne procureront aucun lit nouveau à l'hôpital. Quant au service des contagieux, il ne recevra de même aucun malade actuellement hospitalisé à l'Hôtel-Dieu, puisque celui-ci ne reçoit aucun contagieux. Nous savons qu'on va faire intervenir les lits laissés libres par les tuberculeux qu'on suppose pouvoir être facilement isolés. Cette espérance serait bien illusoire, au dire de la plupart des médecins, et c'est compter sur un élément très douteux et trompeur que de s'appuyer sur cette réforme, si délicate que sa réalisation demeure improbable.

On ne manquera pas de faire valoir que le départ de Saint-Pothin de la clinique dermatologique va laisser libres des locaux qui, facilement, seront aménagés en services de médecine remplaçant les deux services de médecine hospitalière que la réforme exile de l'Hôtel-Dieu. A ceci, il est facile de répondre que les 96 lits de la clinique de l'Antiquaille ne peuvent recevoir les 200 malades de médecine qu'il va falloir loger. Le déplacement du service des urinaires ne donnera pas non plus, semble-t-il, de quoi combler le déficit.

Quant au service des contagieux de la Croix-Rousse, le comité médico-chirurgical a déjà montré l'impossibilité d'aménager ces locaux en service de médecine (rapport du Dr Gallavardin). Du reste, le comité n'est saisi que des plans du nouvel hôpital, on ne lui a soumis aucun projet touchant des transformations. L'étude de ces projets devrait pourtant être connexe.

Enfin, il nous paraît évident que le mieux serait de conserver dans le nouvel hôpital un nombre de services et de lits de médecine générale qui n'oblige pas à transporter ailleurs les éléments actuellement à l'Hôtel-Dieu. Il existe, en effet, dans la proportion actuelle des places de médecine et chirurgie générale, une harmonie assez satisfaisante correspondant assez bien avec les besoins de la circonscription de cet hospice. Si on diminue ses services de médecine, et si on les transporte dans d'autres hôpitaux, cette harmonie sera rompue et les conditions de recrutement rendues difficiles. Enfin, nous voyons avec peine deux de nos collègues hospitaliers exilés du grand hôpital, alors que ce sacrifice paraît inutile aux malades.

Pour conclure cette longue discussion, votre rapporteur vous propose de demander que soit modifiée la répartition des différents services d'après le plan suivant :

Consacrer à la médecine générale 8 services et un nombre de lits supérieur ou au moins égal à celui qui existe actuellement à l'Hôtel-Dieu.

Consacrer, de même, à la chirurgie générale, un nombre de services et de lits en rapport avec les exigences actuelles de la population de l'Hôtel-Dieu.

N'introduire les éléments nouveaux que dans la mesure où le permettrait la réalisation des modifications ci-dessus.

De cette manière, on obéirait au grand principe qui doit présider à la réforme de l'Hôtel-Dieu : *le transporter en l'agrandissant pour le désencombrer et lui permettre de suffire par lui-même aux exigences de sa population hospitalière actuelle.*

Personnellement, il me semble que le mieux serait de réduire la section des contagieux et de prendre sur elle les services et les lits que réclament médecine et chirurgie générales. Cette section est nécessaire dans un pareil hôpital, mais elle devrait être consacrée à recevoir uniquement les contagieux de l'hôpital lui-même. Ceux qui arrivent du dehors devraient être placés dans un hôpital absolument distinct et qui comprendrait non seulement les adultes, comme dans le projet actuel, mais aussi les enfants.

Cette solution est d'autant plus désirable que les événements récents ont montré que les services d'enfants contagieux ne peuvent plus rester à la Charité. Si donc, l'administration des hospices décidait de créer un hôpital de contagieux pour les enfants et les adultes, on pourrait supprimer du plan, actuellement soumis à notre étude, la plus grande partie des lits de contagieux qui seraient remis à la médecine et à la chirurgie générales.

On aurait alors une répartition de lits qui serait à peu près en rapport avec ce qu'exige la situation actuelle de l'Hôtel-Dieu et nous pensons que cette répartition ferait disparaître la plus grande partie des difficultés qui résulteraient de l'adoption des chiffres actuellement proposés.

Rapport de M. Cade.

Cliniques médicales et des services de médecine générale. — Il nous paraîtrait utile de réserver dans chacune des ailes du pavillon une petite salle où les externes pourraient trouver plus facilement à leur portée tout ce qui leur est d'un usage journalier (thermomètres, seringues à injections, réactifs pour analyse élémentaire d'urine).

Il faudrait, en outre, prévoir dans la partie des sous-sols affectée aux laboratoires un local où seront placés les animaux (cobayes, lapins, etc.), utilisés pour les inoculations de contrôle ou pour des recherches diverses. Il est à désirer que chaque chef de service puisse avoir sous la main quelques animaux de laboratoire.

Rapport de M. Patel.

Cliniques chirurgicales et services de chirurgie générale. — Signalons seulement l'absence de vestiaires pour étudiants, tout aussi bien dans les services hospitaliers que dans les cliniques, et le nombre excessif, nous semble-t-il, des chambres d'isolement, ce qui permettrait d'en prendre une à chaque étage pour en faire un vestiaire. Nous ne conseillons pas d'augmenter le nombre des lits, fixés à 61,

mais nous demanderions plutôt la création de services nouveaux. Il est reconnu par la majorité des chirurgiens
actuels que les services sont trop chargés, puisque tous, ou
presque tous, ont un assistant. Les chirurgiens des hôpitaux nommés et non pourvus de service ne demandent,
d'autre part, qu'à utiliser leur activité.

Rapport de M. Péhu.

Section des contagieux. — La Commission ne croit pas
qu'il soit opportun, à l'heure actuelle, de formuler une opinion ferme, ou des critiques, sur la section des contagieux,
sur le nombre de lits qui y sont prévus et sur le genre de
maladies contagieuses qu'elle sera destinée à recevoir.

En effet, sans qu'aucune proposition officielle ait été
formulée, il est cependant parvenu à la connaissance de
plusieurs membres de la Commission que certains projets,
s'ils étaient adoptés, comporteraient la ci éation d'un hôpital
spécial de contagieux, autonome, indépendant du nouvel
Hôtel-Dieu et qui serait affecté au traitement des maladies
infectieuses survenant chez l'adulte et chez l'enfant. La
réalisation d'un de ces projets aurait pour conséquence lo-
gique la disparition complète de la section des contagieux
dans le plan général dont nous avons examiné le détail.

Mais, n'ayant été saisie d'aucune communication motivée
sur ces contre-projets, la Commission estime qu'il n'est pas
en son pouvoir d'émettre un avis qui risquerait d'être taxé
de préjudiciel. Elle se contente donc de poser la « question
préalable » et émet le vœu que, si possible, des indications
lui soient fournies dans un sens affirmatif ou négatif.

Rapport de M. Barjon.

Service de physiothérapie. — La création d'un service
de physiothérapie est une excellente idée, mais il faudrait
en faire une réalisation plus complète et plus en rapport
avec les besoins de l'hôpital modèle que l'on cherche à
créer.

La Commission vous demande d'accepter quelques propositions concernant l'organisation et le fonctionnement de ce service. Elle est d'avis que le projet actuel est incomplet, et que plusieurs autres branches de la physiothérapie sont à grouper et à organiser en service : par exemple l'hydrothérapie, la massothérapie, la rééducation physique, qu'il serait très important de voir organisées et dirigées par un chef compétent.

Un service de physiothérapie ainsi organisé suivant les idées modernes est donc à la fois quelque chose de très important et de très complexe. Or, rien n'a été prévu quant à son fonctionnement.

La Commission estime qu'il est impossible de confier à un seul chef tous ces services multiples et variés ; malgré toute sa bonne volonté, il lui sera impossible de suffire à tout, et certaines parties seront forcément négligées.

Il importe donc de diviser la physiothérapie en services distincts ; c'est du reste ce qui existe dans les hôpitaux de Paris, où à la Salpêtrière par exemple, la radiologie et l'électricité médicale sont séparées, avec des chefs de service différents.

La Commission vous propose donc de subdiviser l'ensemble de la physiothérapie en trois services distincts :

1° *Radiologie* :

    Radiographie ;
    Radioscopie ;
    Radiothérapie.

2° *Electricité médicale* :

    Electrodiagnostic ;
    Electrothérapie ;
    Thermothérapie ;
    Photothérapie.

3° *Physiothérapie mécanique* :

    Kinésithérapie ;
    Hydrothérapie ;
    Mécanothérapie, Gymastique.
    Massothérapie, Rééducation physique.

De cette façon, chaque service pourra fonctionner normalement sans encombrement, et sera suffisamment important pour occuper toute l'activité de celui qui en sera chargé. D'autre part, la présence à la tête de chaque service d'un chef compétent responsable, sera un sûr garant de son bon fonctionnement.

Au point de vue de l'attribution de ces différents services, et à défaut de chefs de services hospitaliers désireux d'en assurer le fonctionnement, la Commission propose que le choix des titulaires soit fait sur présentation du Comité médico-chirurgical. Bon accueil serait réservé aux candidatures d'anciens internes qui justifiraient de connaissances spéciales suffisantes. Il serait, en effet, très important que ces services soient confiés à des chefs présentant des garanties sérieuses au point de vue l'instruction médico-chirurgicale générale.

La Commission vous propose d'adopter ces différentes propositions.

Rapport de M. Gayet.

Clinique de dermatologie et syphiligraphie et service des voies urinaires. — Il n'y a rien à dire sur la Clinique de dermatologie qui paraît fort bien conçue. Par contre, le service des voies urinaires semble avoir été tout à fait sacrifié et prête à de nombreuses criques.

Critiques d'ordre général. — Il est regrettable que ce service ait été conçu comme une simple annexe de la clinique de dermatologie. Ce voisinage ne s'impose plus aujourd'hui où l'urologie est devenue une branche fort active de la chirurgie. Ce qu'il lui faut donc, c'est un service très analogue à ceux de chirurgie générale, avec quelques modifications de détail. C'est ainsi que la séparation des malades en septiques et aseptiques s'impose ici comme ailleurs; que la même disposition générale doit être adoptée pour les locaux opératoires et les salles de pansement. Nous allons voir combien éloigné de cette conception est le projet présenté pour ce service.

Salles de malades. — On a fait part égale pour les hommes et les femmes comme nombre de lits. Il faudrait prévoir une proportion de 1 lit de femme pour 4 lits d'hommes environ.

Le nombre total des lits est vraiment trop faible : 38 contre 63 que présente actuellement le service hospitalier des voies urinaires. Le nombre des cabinets d'isolement est à réduire.

Salles d'opérations. — Il y en a une seule prévue (donc mélange des septiques et des aseptiques). Elle est quatre fois moins spacieuse que toutes les autres salles d'opérations de services de chirurgie. On ne voit pas cependant qu'il faille moins de place pour enlever un rein que pour enlever un appendice !

En outre, cette petite salle est éclairée par une fenêtre ordinaire sans jour supérieur. Et de plus, elle est exposée au couchant au lieu d'être au nord comme toutes les autres salles.

Salle de consultation. — Il n'en existe point dans le projet. Il faudra donc faire la consultation externe dans la salle d'opérations ou dans celle de pansement.

Il faudrait, au contraire, une grande salle avec au moins 3 ou 4 lits, appareils à lavages, etc.

Il serait à désir que des water-closets soient à proximité immédiate de la salle d'attente.

Laboratoire. — Il n'en existe point ; on prévoit qu'il sera placé dans le cabinet du chirurgien. Or, il est permis d'affirmer que l'urologie a besoin d'un laboratoire plus que tout autre service. (Analyses immédiates d'urine, inoculations, examens microscopiques des sécrétions, etc.)

Salle de cystocopie. — Il n'en est pas prévu non plus ; elle est cependant indispensable, avec son organisation : tableau électrique, lavabo à eau stérilisée, lit spécial, etc.

En résumé, cette partie du projet est toute entière à refaire, si l'on veut que le service des voies urinaires ait la place légitime qui lui est due, sans infériorité d'aménagement et de nombre de malades par rapport aux autres services ; si l'on veut, en un mot, qu'il ne dépare pas, par son organisation tout à fait insuffisante, le bel ensemble que sera le nouvel hôpital.

Rapport de M. Gonnet.

Maternité. — La maternité de l'hôpital de Grange-Blanche constituera évidemment un très grand progrès sur les maternités lyonnaises actuellement en service.

Tous les organes en sont nettement distincts : *le rez-de-chaussée* comprend les services de consultation pour femmes enceintes et nourrissons, ainsi que les salles dites des expectantes et de l'infirmerie aseptique ; *tout le premier étage est réservé aux accouchées saines ; un pavillon isolé* sert d'infirmerie septique. Il y a, en outre, au rez-de-chaussée deux lits pour *accouchées douteuses* où certaines parturientes, soupçonnées d'infection, pourront attendre avant d'être dirigées soit sur les accouchées saines, soit sur l'infirmerie septique.

L'étage des accouchées montre une disposition intéressante, les lits d'accouchement sont groupés en trois salles, de trois, deux et un lit ; on pourra éviter ainsi le plus souvent la réunion toujours pénible de plusieurs malades en travail dans la même salle.

Les salles d'accouchées sont éloignées des salles de douleur : les plaintes et cris des parturientes ne seront pas entendues des accouchées.

Un dispositif nouveau est le groupement des lits d'accouchées par 4, séparés du groupement voisin par une cloison incomplète qui permet l'aération, mais qui constitue comme une sorte de petite salle.

Nous ne pouvons pas, d'ailleurs, citer les nombreuses améliorations de détail, elles font de cette maternité un vrai service moderne qui ne peut que donner satisfaction.

Néanmoins, l'examen des plans nous a révélé quelques particularités que nous croyons utile de signaler.

Nous avons été surpris de voir sur le plan qui nous a été transmis que, dans les sous-sols, *il n'existait plus de laboratoire*, alors que sur les plans antérieurs deux vastes laboratoires y avaient été prévus. Nous pensons qu'il y a là un simple oubli, car le laboratoire est un organe absolument essentiel et indispensable d'une maternité moderne.

Ne pourrait-on pas aussi prévoir, à peu de frais (dans le deuxième étage par exemple), *un petit cabinet de photographie ?*

Au rez-de-chaussée, le pavillon de l'infirmerie septique comprend 8 lits, *c'est, nous semble-t-il, un peu restreint*, à côté de l'infirmerie aseptique qui en compte 12. Tous les lits y sont isolés. On peut très simplement en augmenter le nombre en modifiant cet isolement des lits. Il suffit de créer (la surface le permet) 2 salles de 4 lits et 4 lits isolés pour obtenir 12 lits, ce qui paraît suffisant.

Le service d'accouchement proprement dit comprend tout le premier étage ; il est doté de 40 lits. C'est en somme le chiffre actuel de la maternité de l'Hôtel-Dieu. Or, ce nombre est actuellement à peine suffisant ; le nombre des accouchements y va croissant chaque année. A certains moments déjà il s'y produit de l'encombrement. *Il faut prévoir que dans un avenir rapproché ce chiffre de 40 lits sera insuffisant.* Il est donc regrettable que la répartition du nombre des lits du nouvel Hôtel-Dieu n'ait pas permis de donner à la maternité l'extension qu'elle aurait dû avoir.

Telles sont les principales remarques qui nous ont été suggérées par l'examen des plans, de cette nouvelle maternité. Il est certain néanmoins que tout y a été disposé, autant qu'il a été possible, en vue de l'intérêt des malades et des progrès de l'art des accouchements.

** **

CONCLUSIONS DU RAPPORT.

Le Comité médico-chirurgical, appelé pour la première fois, par une lettre de M. le Président du Conseil des hospices, en date du 19 juin 1912, à exprimer son avis sur les plans du nouvel hôpital.

I.

Donne son entière approbation à la situation, à l'orientation du terrain destiné au nouvel hôpital, ainsi qu'au principe général disposant les constructions en pavillons séparés, contenant deux étages pour les malades.

Il approuve de même la proportion qui existe entre le nombre des malades, les surfaces bâties et les surfaces laissées en cours et jardins.

Il est d'avis que les plans proposés, par la science et l'ingéniosité de leurs dispositions, consacrent un très grand progrès d'architure hospitalière et paraissent devoir donner, une fois réalisés, un hôpital admirablement adapté au bien des malades et au progrès de la médecine.

II.

Il exprime le désir que soient acquises les trois parcelles mitoyennes aux terrains destinés aux constructions.

III.

Dans les pavillons de malades, il approuve les modifications d'aménagement intérieur qui ont été proposées par les différents rapporteurs.

IV.

Considérant que la répartition des lits proposée attribue aux services de médecine et de chirurgie générale : 119 lits de moins que n'en possède l'Hôtel-Dieu et 240 environ de moins que l'Hôtel-Dieu ne contient ordinairement de malades.

Considérant qu'il en résulterait, si l'hôpital se faisait ainsi, les plus graves difficultés, le Comité demande que cette répartition soit modifiée de façon à :

1° Transporter d'abord au nouvel hôpital les services actuels de l'Hôtel-Dieu ;

2° Consacrer à la médecine et la chirurgie générale un nombre de services et de lits au moins égal, sinon supérieur à celui qu'elles possèdent dans l'Hôtel-Dieu, afin de les mettre en état de répondre aux exigences de la population hospitalisée actuellement, à moins qu'il ne soit proposé un projet acceptable d'isolement des tuberculeux médicaux contagieux ;

3° N'y introduire les éléments nouveaux que dans la mesure où le permettrait la réalisation du principe ci-dessus.

*
* *

Ces rapports et leurs conclusions ont été présentés au Comité médico-chirurgical, dans la séance du 6 décembre, et adoptés à l'unanimité des vingt-sept membres présents.

Lyon. — Association Typographique, 12, rue de la Barre. — H. GABRION, directeur.

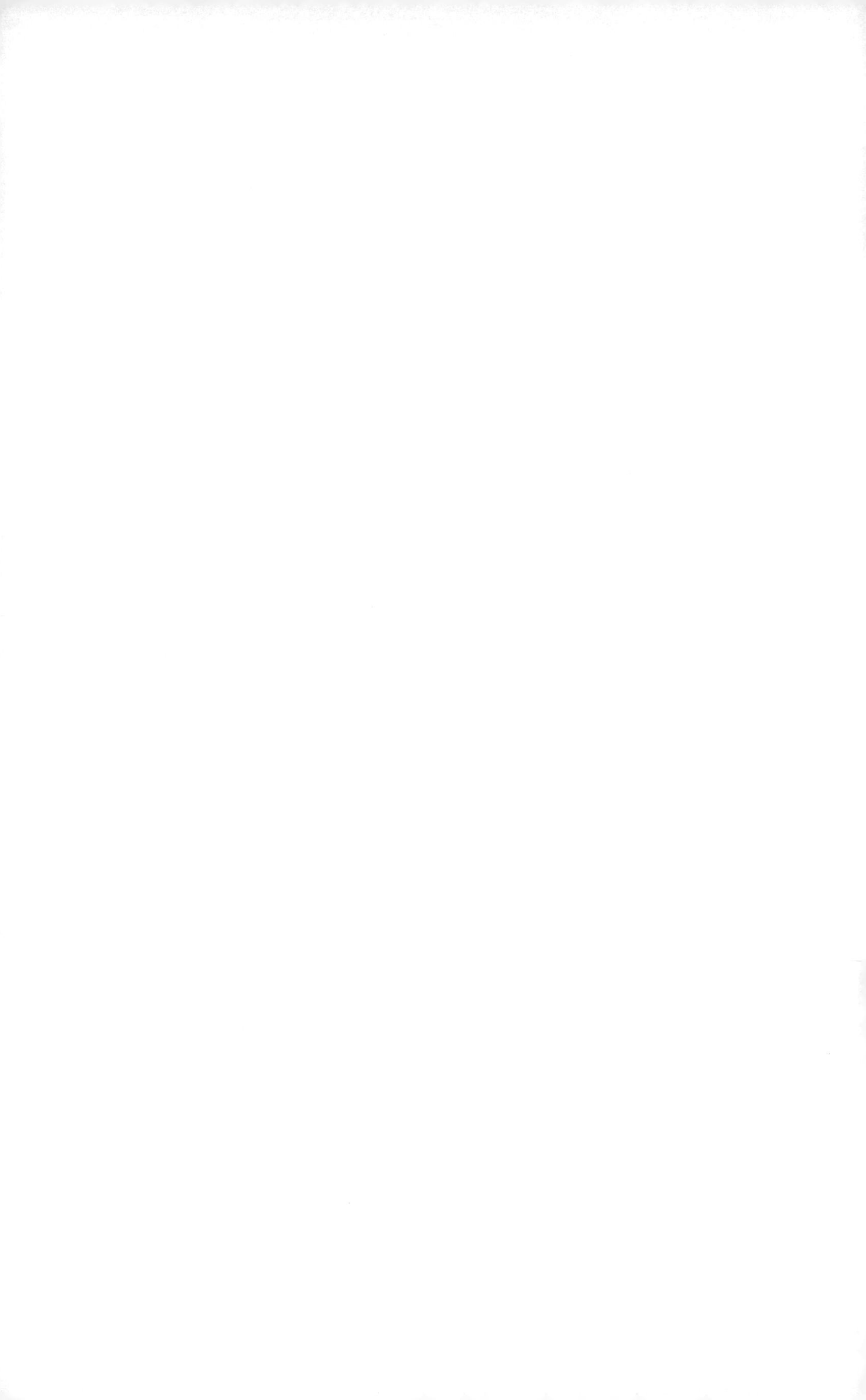